AF395308

Dr A. BELUGOU

(de La Malou)

Lauréat de l'Académie de Médecine
Membre de la Société d'Hydrologie de Paris

INDICATIONS COMPARÉES

DES

EAUX MINÉRALES FRANÇAISES

DANS LES

Maladies du système nerveux

Communication faite à la Société d'Hydrologie Médicale de Paris

(Séance du 21 Avril 1913)

PARIS

EDITIONS DE LA "GAZETTE DES EAUX"

3, Rue Humboldt, 3

1913

Dʳ A. BELUGOU

(de La Malou)

Lauréat de l'Académie de Médecine
Membre de la Société d'Hydrologie de Paris

INDICATIONS COMPARÉES

DES

EAUX MINÉRALES FRANÇAISES

DANS LES

Maladies du système nerveux

Communication faite à la Société d'Hydrologie Médicale de Paris

(Séance du 21 Avril 1913)

PARIS

EDITIONS DE LA "GAZETTE DES EAUX"
3, Rue Humboldt, 3

1913

Indications comparées
des Eaux Minérales Françaises

dans les

maladies du système nerveux

Par le Dr A. BELUGOU

de La Malou

De tout temps, les cures thermales ont été préconisées contre les affections du système nerveux. Leur efficacité est affirmée dans les travaux et les leçons des neurologues les plus réputés. Elle est quotidiennement démontrée par la pratique. Elle n'a pu être ébranlée, ni par les essais successifs de tant de remèdes nouveaux, ni par l'engouement des procédés mécaniques : élongation des nerfs, suspension, orthopédie médullaire et techniques diverses de la rééducation ; ni par la vogue des sérums et des liquides organiques ; ni par la généralisation progressive du traitement mercuriel intensif, et plus récemment encore, par le si rapide développement de l'emploi des arsenics organiques. ·

Cette réputation justifiée des eaux minérales fait d'autant plus regretter l'imprécision qui existe encore dans la spécialisation méthodique des eaux applicables aux maladies nerveuses, leur différenciation pratique, leur appropriation particulière aux diverses espèces et aux diverses formes de neuropathies.

Le but de ce travail est de spécifier aussi nettement et aussi sincèrement que possible les indications différentielles des stations thermales françaises, dont l'expérience a le mieux établi l'efficacité contre les affections de cet ordre. Ces sources, pour plus de clarté et de commodité, seront classées en plusieurs groupes, et chacun de ces groupes représenté par une station type : type Lamalou, type Néris, type Balaruc (1). Comme on le verra, la plupart des conclusions spéciales à La Malou conviendront à Royat, à Bourbon-l'Archambault. Les effets de Bagnères-de-Bigorre, de Plombières, et de la série des eaux thermales simples, seront comparables à ceux de Néris. Enfin, les observations formulées à propos de Balaruc s'appliqueront souvent à Bourbonne, à Saint-Amand et à Dax.

Qu'on ne croie pas, cependant, que toutes ces indications puissent se traduire par une formule simple et catégorique. Si, en effet, tous les éléments utiles d'appréciation semblent quelquefois désigner une source déterminée, plus fréquemment, au contraire, le choix d'une station est à la fois indiqué par certains de ces éléments et combattu par d'autres. Il faut donc étudier séparément, puis classer et hiérarchiser, en quelque sorte, les mobiles déterminants de cette sélection.

I

Indications comparées tirées de l'état général

Un premier ordre d'indications différentielles dépend de l'état général. Si on analyse les résultats obtenus par la balnéothérapie hydrominérale dans les maladies du système nerveux, on est frappé par cette constatation : c'est que les névropathes auxquels les eaux conviennent le mieux quant à leur affection nerveuse elle-même, bénéficient également de la cure pour leur état constitutionnel, et, qu'en revanche, ceux dont le traitement balnéaire ne transforme pas avantageusement l'état général ne retirent aucun avantage de leur saison thermale, quant à leur névropathie même.

Il convient donc que la cure soit appropriée au tempérament héréditaire ou acquis du malade. Première constatation qui établit l'importance, pour le choix de la station, de l'examen préalable des conditions de l'état général qui ont

---

(1) Le « groupe » est ici exclusivement déterminé par la conformité de l'action thérapeutique. Il ne préjuge aucune assimilation chimique ou physico-chimique.

provoqué, facilité ou modifié le développement de l'affection nerveuse.

*
* *

Et d'abord la syphilis.

La syphilis se trouve à l'origine d'un grand nombre d'affections nerveuses. Elle est prédominante dans la genèse de quelques-unes : le tabes, par exemple.

La constatation de la syphilis ne provoque aucune indication spéciale en ce qui concerne les eaux thermales simples : type Néris, Plombières, etc.

Pour Balaruc, Bourbonne, Dax et les autres sources du même ordre, il est démontré que l'action excitante de leurs eaux en boisson et la stimulation énergique de leurs bains peuvent être utilisées chez les médullaires atteints de syphilis à évolution torpide.

La Malou et, à un certain degré, Royat et Bourbon-l'Archambault, présentent en l'espèce une valeur thérapeutique plus grande et qui s'applique à des cas plus fréquents. Quelquefois, cette influence de La Malou et de Royat s'est manifestée en dehors de toute médication. Plus souvent, la cure a joué le rôle d'un adjuvant précieux du traitement spécifique.

*
* *

Quelle est l'influence de l'arthritisme ?

Le type Balaruc ne convient pas aux rhumatisants atteints par le système nerveux. La haute température des sources, leur riche minéralisation peuvent réveiller les douleurs ou déterminer des poussées d'aggravation. L'expérience a démontré notamment que les tabétiques et les médullaires rhumatisants s'exposaient à des mécomptes par l'effet d'une cure à Balaruc, Bourbonne et Saint-Amand.

Au contraire, Néris et Plombières peuvent, à bon droit, revendiquer le traitement des affections nerveuses d'origine arthritique, à la condition toutefois que la diathèse n'ait pas produit dans l'organisme un état de dégénérescence trop marqué. Les bons effets de Néris, dans le rhumatisme douloureux, permettent de bien augurer de son action dans les cas de tabes sensitif, de névrites, de névralgies, provoqués ou aggravés par le rhumatisme.

L'indication est encore plus nette pour La Malou. « Si derrière une maladie du système nerveux, écrit Grasset, vous trouvez l'arthritisme, La Malou est indiqué. » Sans compter que, dans cette station, le traitement balnéaire peut être désormais associé aux inhalations par l'émanation du radium, modificateur et destructeur si puissant de l'acide urique.

Effectivement, chez les tabétiques à manifestations rhumatismales, dans les sciatiques et les névralgies de même ordre, dans la chorée, dans la maladie de Parkinson, l'amélioration par la cure de La Malou se produit souvent avec une apparence de sûreté qui entraîne la conviction.

****

En revanche, c'est à l'action excitante et altérante de Balaruc, de Bourbonne et analogues, qu'il faut recourir de préférence chez les neuropathes lymphatiques ou scrofuleux.

****

L'hérédité nerveuse se retrouve chez presque tous les malades atteints d'une affection des centres nerveux. Chez un grand nombre, la lésion organique est accompagnée d'un état neurasthénique qui en exalte les symptômes douloureux. Balaruc, Bourbonne, St-Amand doivent être interdits à ces malades. Néris, La Malou, Royat, Plombières conviennent à cette association organo-fonctionnelle ; mais il faut distinguer. Si les symptômes d'excitation prédominent, choisissez Néris. Si le nervosisme est accompagné de dépression, choisissez Royat et mieux encore La Malou.

****

Un autre élément précieux d'appréciation résulte de la fréquence, dans l'apparition ou le développement des affections nerveuses, de la fatigue, au sens le plus étendu du mot. Vis-à-vis des troubles nerveux dans la production desquels les abus fonctionnels, le surmenage et l'épuisement peuvent être incriminés, la supériorité de La Malou et de Royat est depuis longtemps établie. La reconstitution de l'organisme par ces eaux tonifiantes est alors la condition première de l'amélioration.

*
**

Nous pouvons donc résumer ainsi l'application balnéothérapique, telle que l'enseigne l'expérience, aux divers tempéraments des malades nerveux :

A Balaruc, Bourbonne, Dax et Saint-Amand, les lymphatiques et les scrofuleux.

A Néris et à Plombières les neurasthéniques excités.

A La Malou et à Royat les anémiques et les déprimés.

II

Indications tirées de la nature des symptômes

Les symptômes des affections nerveuses sont multiples, de forme variée et même contradictoire : douleurs et anesthésies, spasmes et parésies, éréthisme et impuissance, contractures et paralysies. Des manifestations aussi différentes et, on peut souvent dire aussi opposées, sont de nature à intervenir radicalement dans le choix d'une station appropriée.

*
**

Au premier rang des manifestations nerveuses sont les troubles de la sensibilité, notamment les douleurs. La Malou et Néris paraissent agir le plus favorablement sur cet élément, Néris surtout sur les hyperalgésies hystériques, La Malou sur les douleurs fulgurantes du tabes. Dans ces deux cas, l'indication est précise.

Le choix est plus embarrassant pour d'autres algies, par exemple pour les douleurs sciatiques ou celles de la névralgie faciale. Pour le fixer, devront souvent intervenir les éléments pathogéniques, précédemment indiqués.

Quant à Balaruc, Bourbonne et leurs analogues, l'existence de douleurs vives a toujours été considérée comme une contre-indication de leur emploi.

A Royat, conviendra particulièrement le traitement des phénomènes anesthésiques. L'action de ses bains carbogazeux sera particulièrement favorable dans l'anesthésie des paralysies radiculaires.

*
 * *

Les fonctions viscérales sont le plus souvent altérées dans les maladies des centres nerveux, et quelquefois à une époque rapprochée du début, et même à l'origine du mal.

Ainsi, les troubles de la vessie et de l'intestin sont à peu près constants dans le tabes et dans les affections médullaires. C'est à Balaruc, Bourbonne, d'une part, La Malou, d'autre part, que la rétention d'urine a plus de chances d'être favorablement modifiée. A La Malou et à Bourbonne, la balnéation peut être secondée par l'emploi de buvettes spéciales ; à Balaruc, les injections d'eaux minérales ont été utilisées en même temps que les bains.

D'autre part, l'observation a établi les inconvénients de Balaruc dans l'incontinence urinaire qui accompagne les affections nerveuses. Il en est sans doute de même à Bourbonne. Quelquefois, Lamalou modifie favorablement ce symptôme ; mais, d'une façon générale, l'incontinence semble réfractaire à l'action des eaux.

L'influence des thermes salins a été, à bon droit, vantée contre la constipation symptomatique des maladies des centres nerveux. Balaruc surtout doit aux proportions de chlorure de sodium que renferment ses sources, des qualités laxatives et purgatives fort utiles à sa clientèle d'hémiplégiques et de paraplégiques.

Conclusion : Balaruc, Bourbonne, La Malou conviennent aux parésies viscérales. Balaruc agit mieux contre la constipation. La Malou peut être essayé contre l'incontinence.

Les crises gastriques du tabès sont généralement rebelles aux cures thermales. Il en est de même des crises entéralgiques et rectales, qui compliquent les affections nerveuses graves. Les chlorurées sodiques fortes, comme Balaruc, doivent être absolument évitées dans ce cas, surtout à l'intérieur. Les bains hyperthermaux de Néris provoquent souvent l'exaltation de ces troubles viscéraux. Les bains de César, à Royat, ont été employés avec succès. La cure de Plombières également. La Malou a donné aussi des résultats favorables et l'action de ses piscines tempérées y est aidée par ses buvettes alcalines chaudes.

* *

Les troubles des fonctions génitales, dans les neuropathies, consistent habituellement en une dépression plus ou moins marquée de l'activité sexuelle. Chez les tabétiques, la défaillance virile est quelquefois précédée d'une surexcitation. Cet éréthisme anormal comporte l'indication de Néris. De même les crises clitoridiennes.

Mais c'est la débilité génésique, allant souvent jusqu'à l'impuissance, qui constitue la règle chez les malades du système nerveux. Alors, l'influence des eaux thermales toniques, comme La Malou, comme Royat, doit être recherchée : elle s'explique par leur action physiologique, par l'activité circulatoire qu'elles provoquent sur les organes du bassin ; et c'est une des réputations de La Malou les mieux justifiées que celle de ses bons effets sur la débilité vénérienne des nerveux et aussi sur les pertes séminales qui l'accompagnent quelquefois.

* *

De tous les symptômes qui affectent les malades atteints d'une lésion nerveuse, les symptômes moteurs sont incontestablement les plus rebelles au traitement thermal. Ces troubles de la motilité sont de plusieurs ordres et présentent les degrés les plus divers.

Il est fréquent, au début d'une myélopathie, qu'ils se manifestent sous forme de lourdeur, de fatigue précoce et d'engourdissement. Cette sorte de parésie musculaire, qui précède la paralysie, chez nombre de paraplégiques, et l'incoordination motrice, chez presque tous les ataxiques, est favorablement modifiée par les cures de La Malou et de Royat.

Chez les paraplégiques confirmés, ces deux stations sont encore utilement conseillées. Cependant Balaruc, Bourbonne et Bourbon-l'Archambault constituent, dans les cas avancés, une indication plus nette, à condition que la cure soit entreprise à une époque éloignée de l'ictus.

Les paralysies de la névrite, celles de l'hystérie et des

névroses, les paralysies de la chorée, devront être adressées de préférence à La Malou et à Plombières.

Quant à l'incoordination motrice, à l'ataxie du tabès, des polynévrites ou de la maladie de Friedreich, le choix de La Malou s'impose, de par une longue expérience.

A l'action utile de la médication thermale peut s'ajouter, contre ce symptôme capital, l'association des procédés les plus perfectionnés de la rééducation motrice.

Les désordres trophiques peuvent être classés parmi les complications les plus graves des affections du système nerveux. Ils peuvent être favorablement influencés par l'action thermale. L'atrophie musculaire de la polyomyélite antérieure fournit l'indication de Balaruc, de Bourbonne et des boues de Saint-Amand ; la cure des névrites motrices multiples doit être, de préférence, attribuée à La Malou et à Royat.

C'est à La Malou qu'il convient de traiter les arthropathies du tabès, ainsi que les arthropathies des petites articulations consécutives aux névrites. Même choix pour le mal perforant des tabétiques. Néris peut revendiquer, à juste titre, le zona et les éruptions bulleuses de l'hystérie.

III
Indications tirées des complications coexistantes

Les troubles pathologiques, qui s'associent aux affections du système nerveux et les compliquent, peuvent apporter un élément utile d'appréciation dans le choix de la station thermale, soit pour achever de le déterminer, soit pour l'éliminer définitivement.

Parmi ces indications, celles qui résultent de la coexistence d'une maladie de la circulation et d'une maladie des centres nerveux, sont particulièrement délicates à formuler et utiles à faire connaître. On sait combien cette association est fréquente. La constatation d'une affection cardiaque entraînait, autrefois, la récusation formelle de toute cure balnéaire. Aujourd'hui, nul médecin ne se croira le droit, par le seul fait qu'un neuropathe est atteint de troubles circulatoires, de renoncer pour lui au bénéfice du traitement thermal. Il devra cependant exclure de son choix les sources à forte minéralisation et à température extrême, telles, par exemple, que

Balaruc, que Bourbonne, que Néris. L'indication des eaux tempérées de La Malou peut être maintenue ; Huchard, notamment, a cité des cas d'angine de poitrine nerveuse des hystériques et des neurasthéniques guéries par la cure de La Malou. La tachycardie des tabétiques s'y trouve aussi presque toujours favorablement modifiée. Mais c'est Royat et Bourbon-l'Archambault qui doivent surtout être conseillées. Leur effet thermal réunit le mieux les conditions les plus favorables au traitement des nerveux dont l'état se complique de désordres dans l'appareil circulatoire.

****

Enfin, les affections nerveuses sont souvent compliquées de symptômes cérébraux, passagers ou persistants qui, tantôt signalent leur début, tantôt les accompagnent à des étapes variées de leur évolution. Ces troubles affectent des degrés très dissemblables, depuis la simple dépression intellectuelle jusqu'à la pseudo-paralysie générale. Il convient de soigner à La Malou et à Royat, et aux eaux reconstituantes du même groupe, les névropathes moralement et intellectuellement déprimés. Il faut réserver pour Bourbonne et Balaruc les troubles cérébraux plus profonds, dans les cas exceptionnels où l'on pourra encore recourir sans imprudence à la médication thermale, qui n'est pas toujours sans danger.

****

Telles sont, analysées dans leurs éléments principaux, les indications relatives au choix d'une station thermale française en face d'une affection du système nerveux. Pouvons-nous ajouter, en terminant, que l'organisation balnéothérapique de la ville d'eaux n'est pas indifférente à cette sélection ?

A La Malou, par exemple, les installations de rééducation motrice doivent être prises en considération quand il s'agit d'ataxie, et l'émanatorium quand l'excès d'acide urique peut être incriminé. A Royat, l'utilisation de l'acide carbonique peut remplir une indication prédominante, et de même les bains de boues à Dax et à St-Amand.

Issoudun. — Imp. H. GAIGNAULT, 15, rue Victor-Hugo.